I0059190

ANAT

SYSTÈME NERVE

PAR J. CR

Professeur d'Anatomie patholog...
Médecin de l'hospice de la Salpêtrière, M...
Président de la So...

I^{RE} LIV

CENTRE NERVEUX (

1° Face
2° Face

PA

BÉCHET JEUNE, LIBRAIRE-ÉDITEUR,

M DCCC XX

OMIE

..UX DE L'HOMME,

..VEILHIER,

à la Faculté de Médecine de Paris,
..bre de l'Académie royale de Médecine,
..té anatomique, etc.

..AISON.

..ÉPHALO—RACHIDIEN.

..térieure.
..stérieure.

..IS.

..PLACE DE L'ÉCOLE DE MÉDECINE, **4.**

..VIII.

..mprimerie de RIGNOUX, rue des Francs-Bourgeois-Saint-Michel, 8.

AV

ANATOMIE DU SYSTÈM

avec Planches

En me décidant à publier ce travail, j'ai moins consulté mes forces que mon zèle et le désir de ne pas laisser stériles dix années de recherches non interrompues sur les nerfs et sur le cerveau, recherches dont les premiers résultats, consignés dans mon *Anatomie descriptive*, ont été accueillis avec une si grande bienveillance.

Relativement aux nerfs ; déterminer leur distribution rigoureuse, de telle sorte qu'on puisse établir, d'une part, la sphère d'activité de chaque nerf, et, d'une autre part, les lois qui président à l'association des nerfs dans chaque organe ; disséquer les nerfs non-seulement dans leurs cordons, mais dans les filets qui entrent dans la composition de chaque cordon, et, pour cela, dissoudre leur névrilème à l'aide de l'acide nitrique ; suivre les filets, je dirais presque les filaments nerveux à travers les plexus, les anastomoses et même à travers les ganglions, de manière à établir leur continuité depuis l'extrémité centrale jusqu'à l'extrémité périphérique ; rechercher les nerfs dans les tissus où ils n'ont pas encore été découverts ; étudier leurs variétés anatomiques ; résoudre par le scalpel les questions d'homogénéité et d'hétérogénéité du système nerveux ; déduire de tous les faits de détail des conséquences ou des lois, à l'aide desquelles, redescendant l'échelle si laborieusement parcourue, nous puissions étudier philosophiquement les faits de détail.

Relativement au cerveau ; topographie minutieusement étudiée ; description exacte des circonvolutions et de leurs variétés anatomiques ; texture de l'encéphale ; rapports de volume et de développement entre les différentes parties de la masse encéphalo-rachidienne ; rapports de continuité entre les différentes parties de cette masse ; rapports de l'extrémité centrale des nerfs avec l'axe céphalo-rachidien :

IS.

NERVEUX DE L'HOMME,

thographiées.

Telles sont les principales questions qui m'occuperont dans le cours de ce travail qui se composera, 1° de planches anatomiques avec explication en marge ; 2° d'un volume de texte in-8°.

Les planches paraîtrout, par livraisons, à des époques déterminées. Le 4e volume de l'*Anatomie descriptive,* où j'ai dû me resserrer dans le cadre obligé d'un livre élémentaire, pourra d'ailleurs provisoirement suppléer au texte qui paraîtra à une époque peu éloignée.

Quel que fût mon désir de concourir aux progrès de l'anatomie d'un système d'organes, sans la connaissance duquel la physiologie et la pathologie seraient à beaucoup d'égards lettre close, il m'eût été impossible, au milieu d'une vie pratique, de plus en plus occupée, de consacrer aux préparations anatomiques le temps qu'elles réclament, si je n'avais été activement secondé par mon prosecteur particulier, M. Bonamy, qui veut bien se dévouer à cet œuvre de labeur, et dont l'esprit investigateur aussi bien que l'habileté dans les dissections m'ont été d'un si grand secours. Je suis heureux de lui rapporter une bonne part dans le mérite de ce travail.

Je n'ai pas moins compté sur le zèle et le talent de mon dessinateur, M. Émile Beau, qu'anime autant que nous l'amour de la science, et qui tient à honneur d'attacher son nom à un ouvrage dont la difficulté d'exécution ne peut être bien sentie que par ceux qui ont mis la main à l'œuvre.

CRUVEILHIER.

Paris, ce 24 avril 1838.

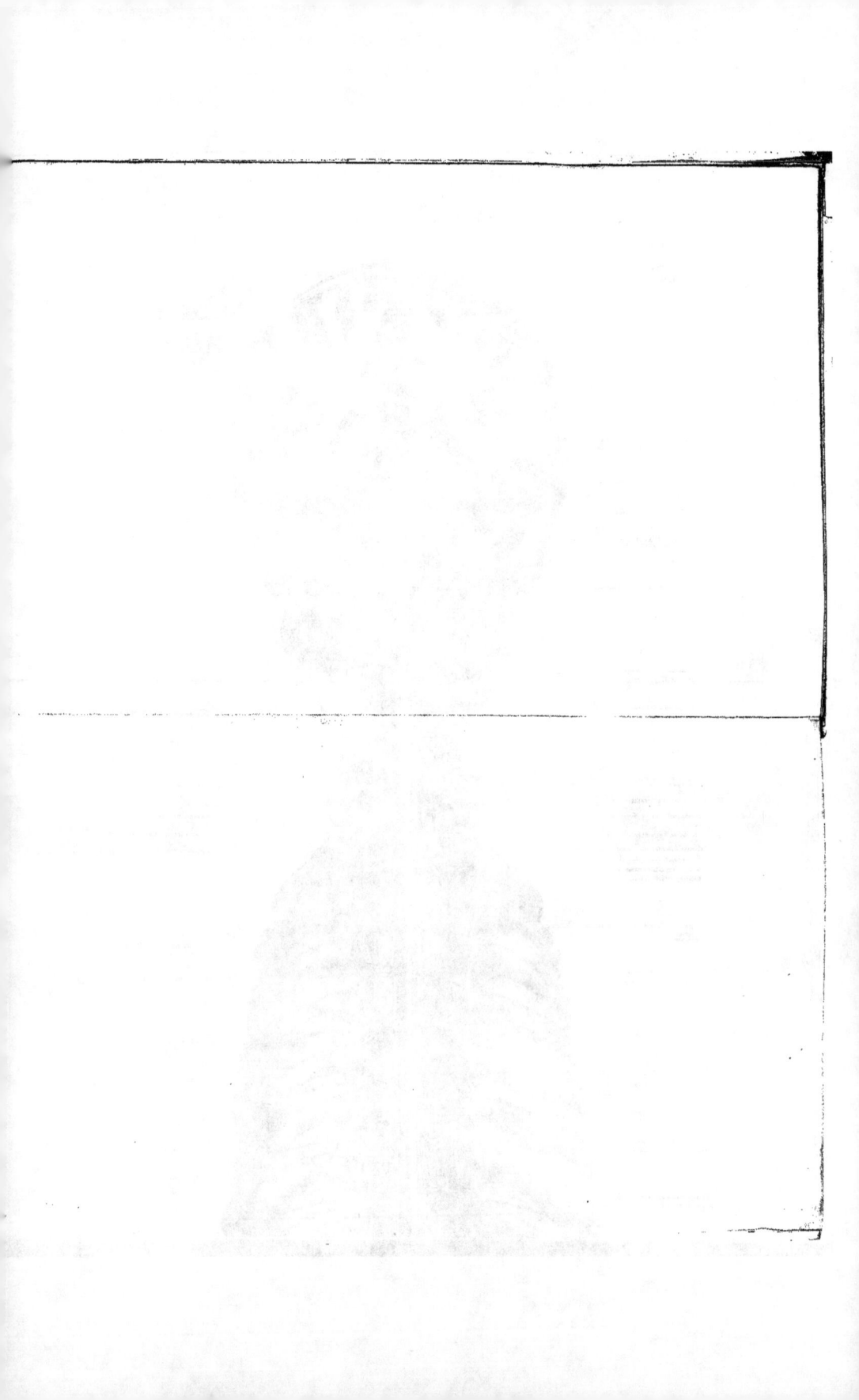

CENTRE NERVEUX CÉPHALO-RACHIDIEN.

FACE POSTÉRIEURE

Branche post.ᵉ de la 8.ᵉ PAIRE....................   .....Ligᵗ transverse costal sup.ʳ

Branche ant.ᵉ......................

Branche post.ᵉ de la 9.ᵉ PAIRE...................

Branche ant.ᵉ....................

Branche post.ᵉ de la 10.ᵉ PAIRE...................   ...Branche post.ᵉᵉ de la 10.ᵉ Paire d.ˡ

Branche ant.ᵉ.....................

Branche post.ᵉ de la 11.ᵉ PAIRE...................

Coupe du pédicule de la 11.ᵉ vertèbre Dorsale....   .....Ligᵗ dentelé

Branche ant.ᵉ....................   ....Racine ant.ᵉ de la 10.ᵉ Paire d.ˡ

                                                                                     ...GANGLION DE LA 10.ᵉ PAIRE D.ˡ

Branche ant.ᵉ de la 12.ᵉ PAIRE DORSALE....   ...Racine post.ᵉ de la 12.ᵉ PAIRE D.ˡ

Branche post.ᵉᵉ...................

                                                                                     ...GANGLION DE LA 1.ʳᵉ PAIRE LOMBAIRE

Branche ant.ᵉ de la 1.ʳᵉ PAIRE LOMBAIRE....

Branche post.ᵉ................   ...Emergence post.ᵉ de R. Dorso-L.

                                                                                     ...Racine post.ᵉ de la 2.ᵉ Paire sacrée

Branche ant.ᵉ de la 2.ᵉ PAIRE...................

Branche post.ᵉ................   ...Apophyse transverse de la 3.ᵉ vertèbre L.ʳ

Corps de la 3.ᵉ vertèbre Lombaire...   ...Racine ant.ᵉ de la 3.ᵉ Paire Sacrée

Branche ant.ᵉ de la 3.ᵉ PAIRE...................

Branche post.ᵉ................   ...Apophyse articulaire de la 3.ᵉ vertèbre L.ʳ

Branche ant.ᵉ de la 4.ᵉ PAIRE...................
Branche post.ᵉ................

                                                                                     ...GANGLION DE LA 3.ᵉ PAIRE LOMB.ʳ

Branche ant.ᵉ de la 5.ᵉ PAIRE LOMBAIRE...................

Branche post.ᵉ................

Apophyse articulaire du Sacrum...   ...GANGLION DE LA IV.ᵉ PAIRE SACRÉE

Branche ant.ᵉ de la 1.ʳᵉ PAIRE SACRÉE....   ...Branche ant.ᵉ de la 1.ʳᵉ PAIRE SACRÉE.

Branche post.ᵉ................   ...Corps du pédicule de la 1.ʳᵉ pièce du sacrum.

Branche post.ᵉᵉ de la 2.ᵉ SACRÉE....   ...GANGLION DE LA 5.ᵉ PAIRE.

Branche ant.ᵉ................

Branche post.ᵉᵉ de la 3.ᵉ PAIRE...................

Branche ant.ᵉ................

Branche ant.ᵉ de la 4.ᵉ PAIRE...................   ...Branche post.ᵉ de la 4.ᵉ PAIRE.
Branche post.ᵉᵉ................   ...Cordon médian de terminaison de la moelle
Racine de la 5.ᵉ Paire sacrée....

Racine de la 5.ᵉ Paire sacrée....

                                                                                     ...Cordon médian de terminaison de la moelle.

Dessiné d'après nature par Emile Beau.   Publié par Béchet jeune à Paris.   Lith de Fourquemin, rue du Four S.ᵗ G.ʳ N.º 17.

CENTRE NERVEUX CÉPHALO-RACHIDIEN.

FACE ANTÉRIEURE.

Dessiné d'après nature par Émile Beau.   Publié par Béchet jeune, à Paris.   Imp. Lith. de Fonrquemin, rue du Four St. G.⁵ᵗ N. 57.

BIBLIOTHEQUE NATIONALE DE FRANCE

3 7531 03323318 1

www.ingramcontent.com/pod-product-compliance
Lightning Source LLC
Chambersburg PA
CBHW070207200326
41520CB00018B/5533